Uma história de Juliana Barrios

Senhor Pança e o Patinete

MR. POTBELLY AND THE SCOOTER

Ilustrações & design Oscar Reinstein

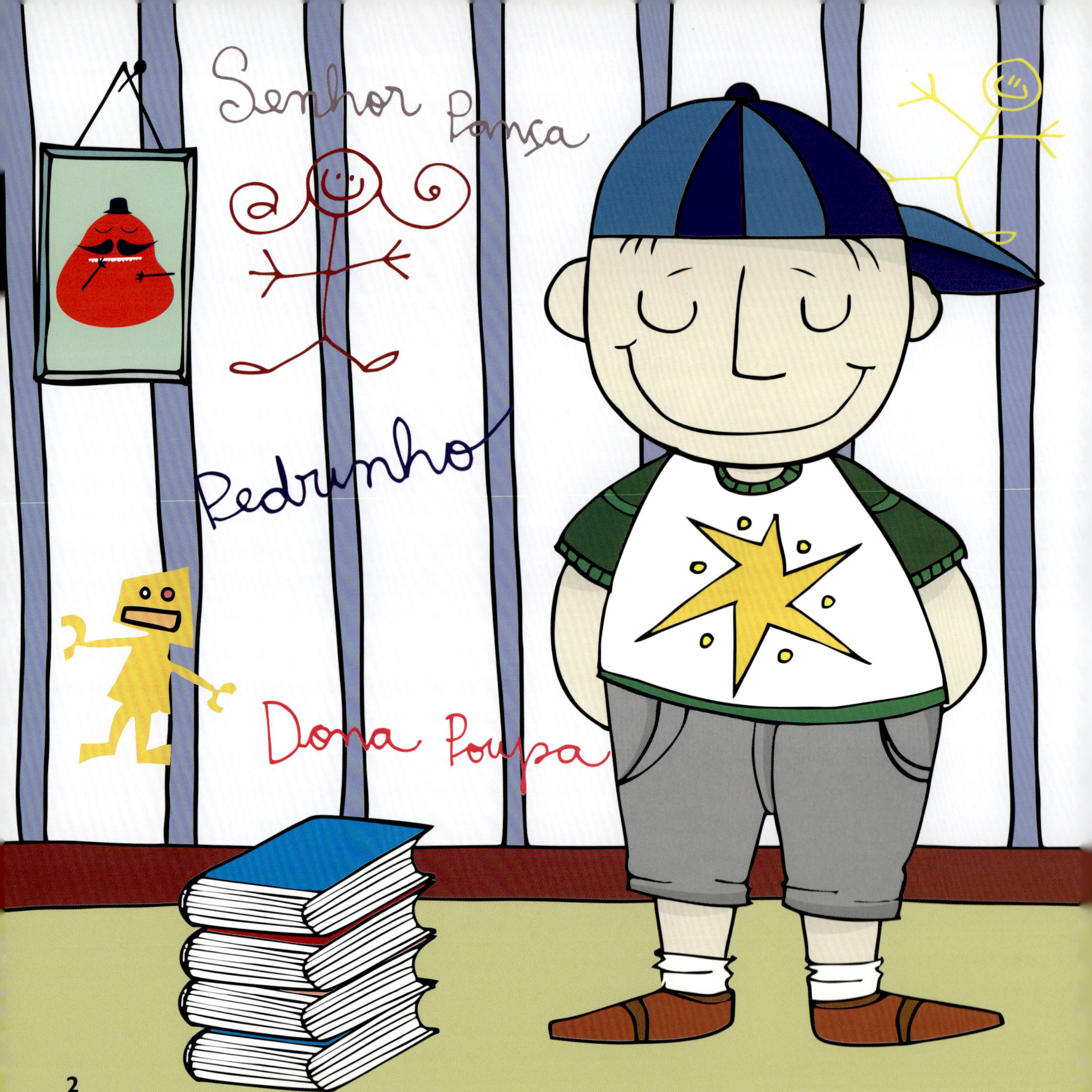
Senhor Pança
Pedrinho
Dona Poupa

PEDRINHO

Esta é a história de um menino chamado Pedrinho. Ele era muito alegre e esperto. Gostava muito de jogar bola e brincar com sua irmã e os seus amigos na rua em que morava.

This book tells the story of Peter, a very happy and clever boy. He loved to play soccer and to play with his friends and his sister in the street they lived on.

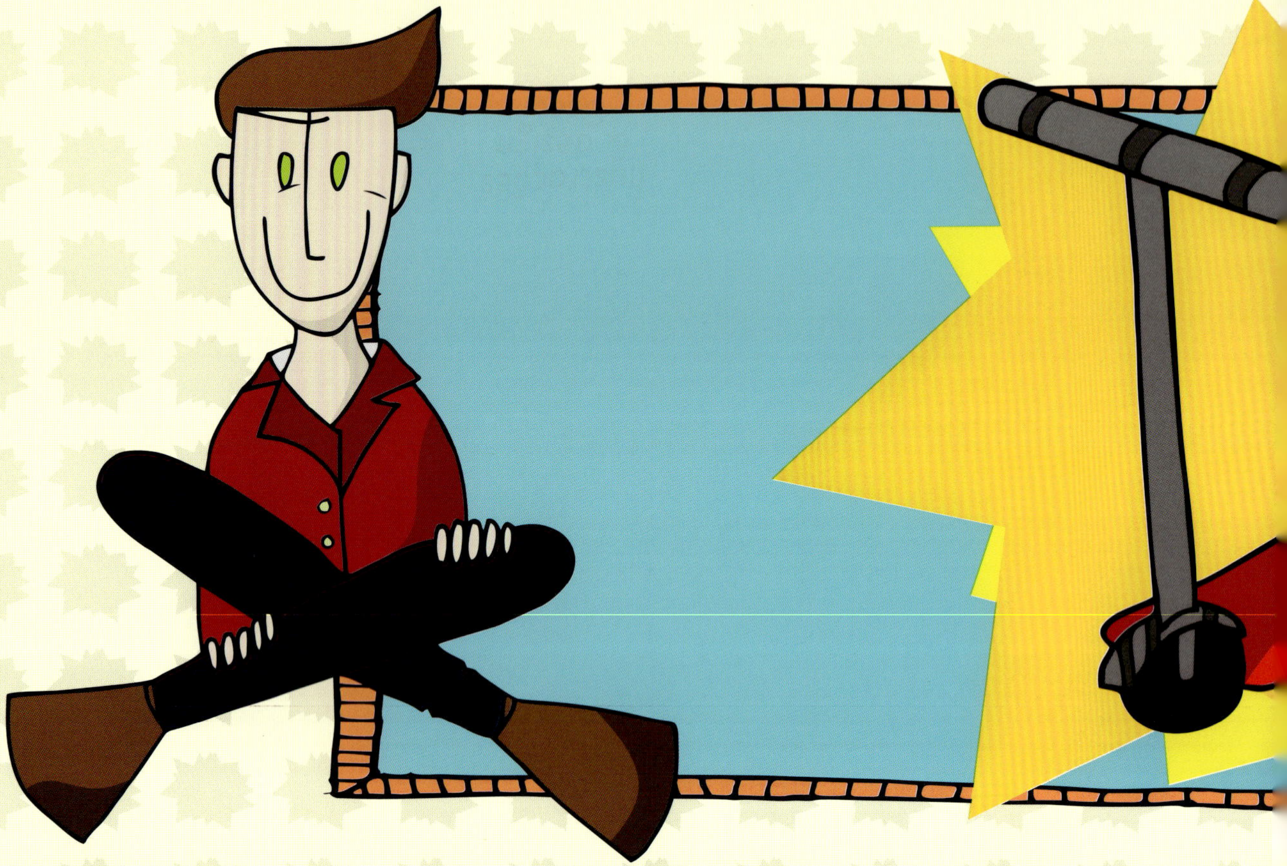

Um belo dia, um de seus amigos ganhou um patinete vermelho bem bonito. Pedrinho achou o brinquedo incrível!!
Nesse mesmo dia, ele chegou para seu pai e disse:
— Pai, quero um patinete!
— Poxa, Pedrinho! Você acabou de fazer aniversário e já está pensando no próximo presente?!
— Ah, Pai! É só comprar!

One day, one of his friends won a beautiful red scooter!
Pete found it amazing, and as Dad got home, on that day, he exclaimed:
'Daddy, I want a scooter!'
'Wow Pete! We just got past your birthday and you are already thinking on the next present!'
'Come on Daddy! We only need to go get it on the store!'

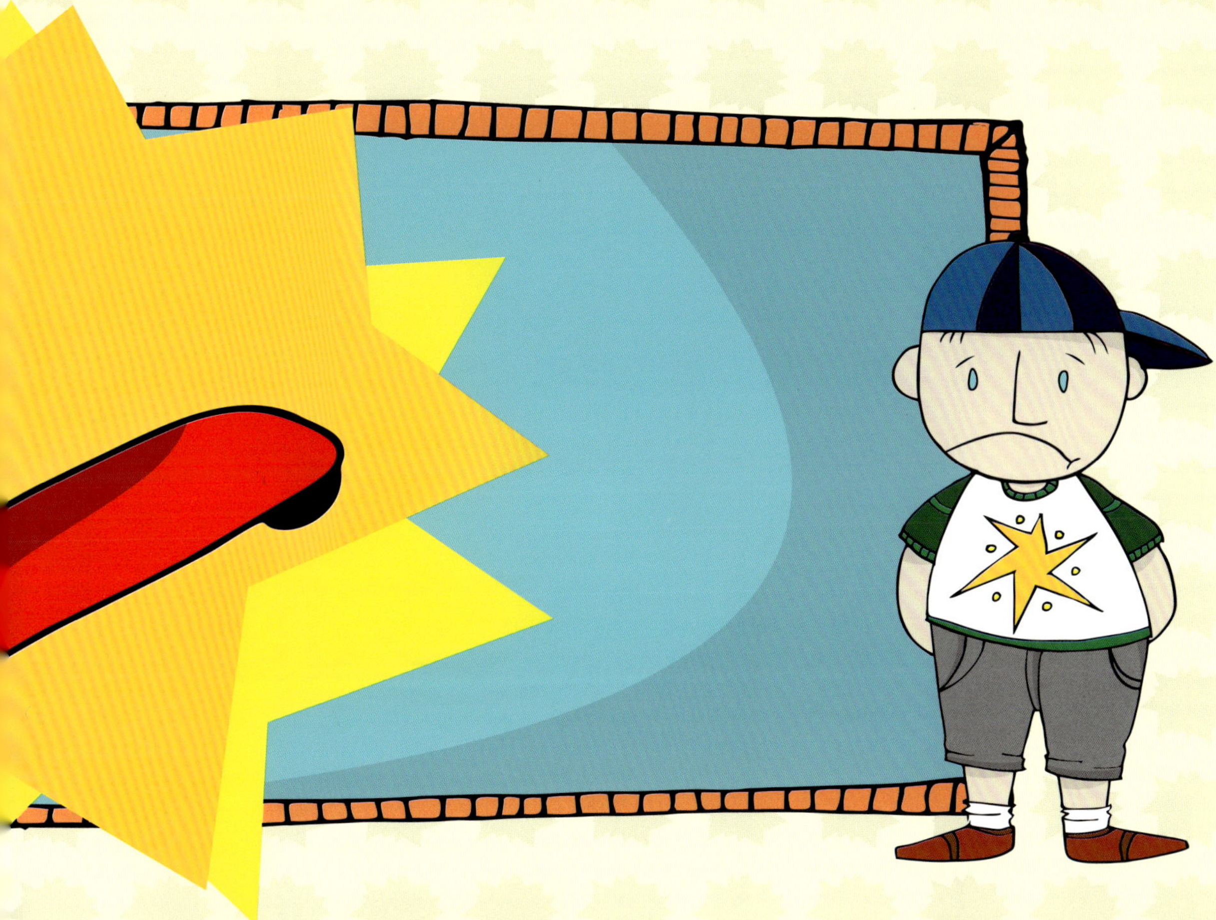

The scooter was expensive, and Dad could not afford it, especially at that time. 'Our money does not grow on trees, nor do we fish it in the river. We earn money with a lot of effort and hard-working hours. Money is very important and you must use it wisely.'

'What do you mean by wisely, Daddy?,' asked Pete.

O patinete era caro e seu pai não podia comprar tão cedo.

— Meu dinheiro não nasce em árvore! Nem pesco ele no rio. O dinheiro que recebemos é fruto de muito esforço e trabalho. Dinheiro é muito importante e precisa ser usado com prudência!

— O que é prudência, papai?

— Perguntou Pedrinho.

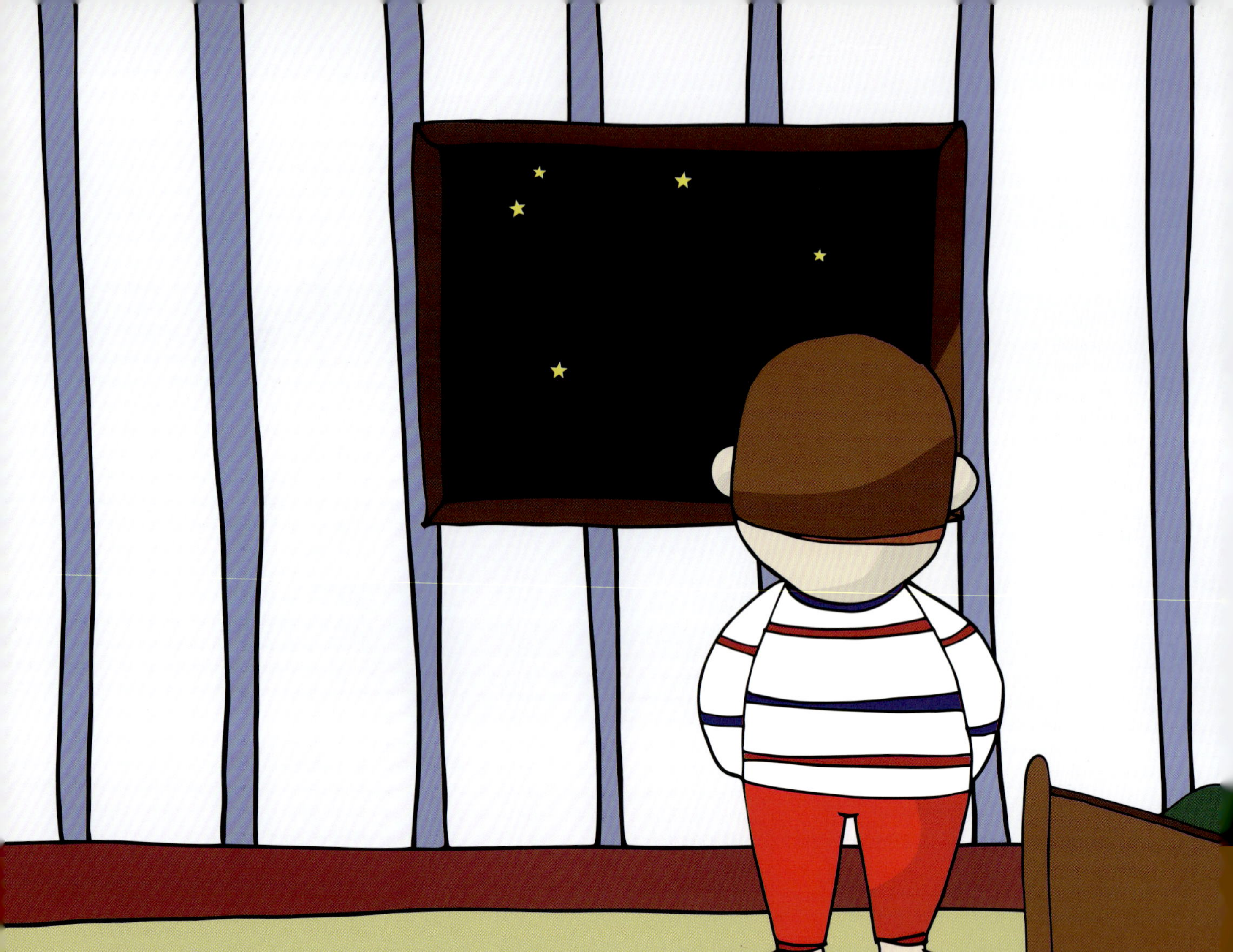

— Prudência é usar a sabedoria para decidir corretamente o que fazer com o que você tem, pensando nas consequências de cada escolha. Uma pessoa prudente age com cuidado. Pedrinho passou o dia pensando na conversa que teve com seu pai e foi dormir.

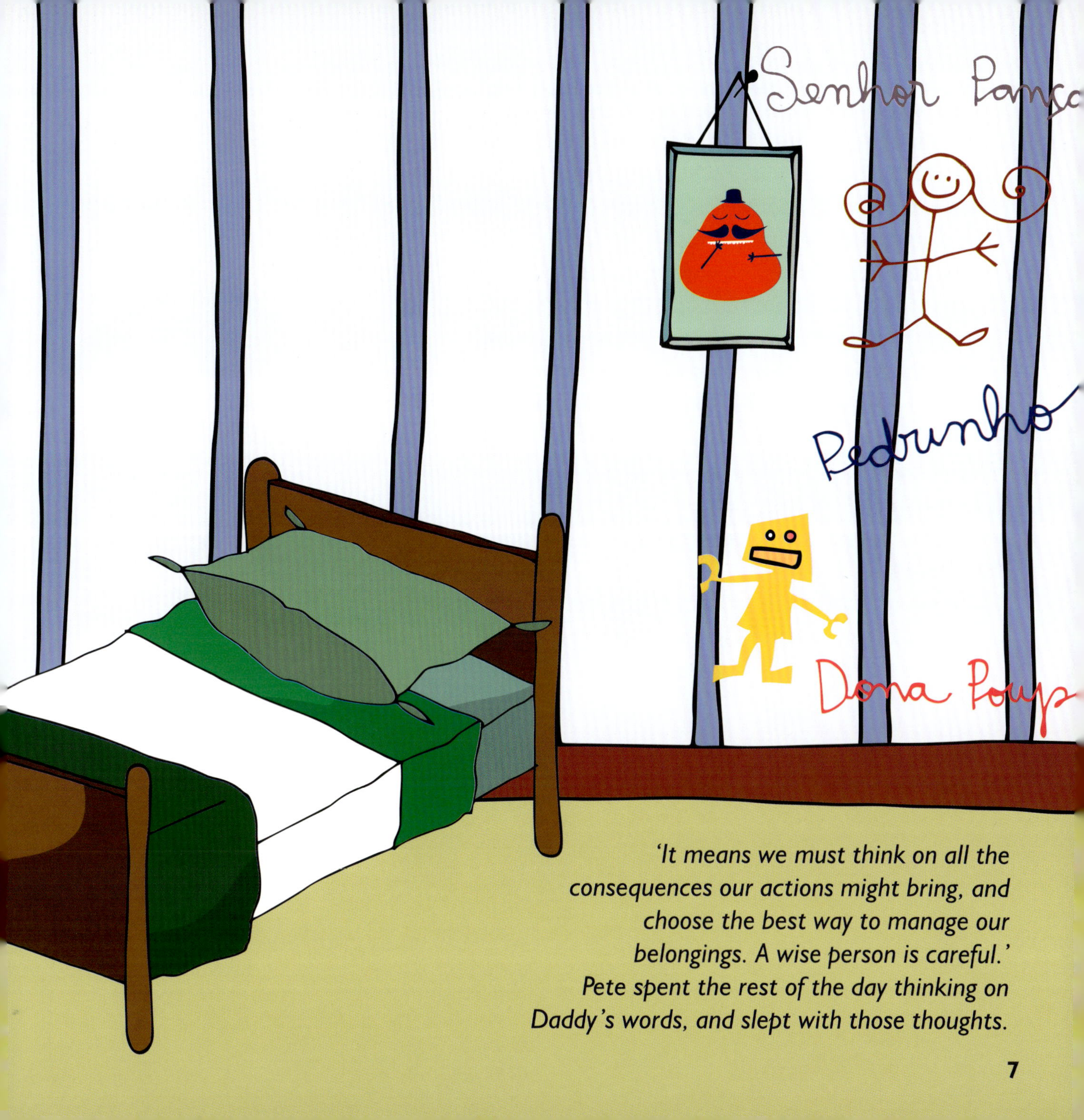

'It means we must think on all the consequences our actions might bring, and choose the best way to manage our belongings. A wise person is careful.'

Pete spent the rest of the day thinking on Daddy's words, and slept with those thoughts.

On the next day, Daddy arrived home from work with something on his hands. It looked like a present.
'Look what I brought you, Pete!,' said Dad.
'Too small to be a scooter,' Pete thought. What should it be?
Pete unwrapped the present fast.
He was very curious to know what it was.
'A piggy bank? What am I supposed to do with this piggy?'
'I bought you this piggy bank so that you may save part of the money you receive, until it is full.
After you get this piggy's belly full, we will see if we can accomplish your dream and buy a scooter.'
'I don't know Dad... I thought you would bring my scooter...'
'Life is made of choices, Pete! Many times we desire things, but we don't need to buy them immediately.'
'Then you dream, plan, execute your plan, and you will see how your goals are achieved.'

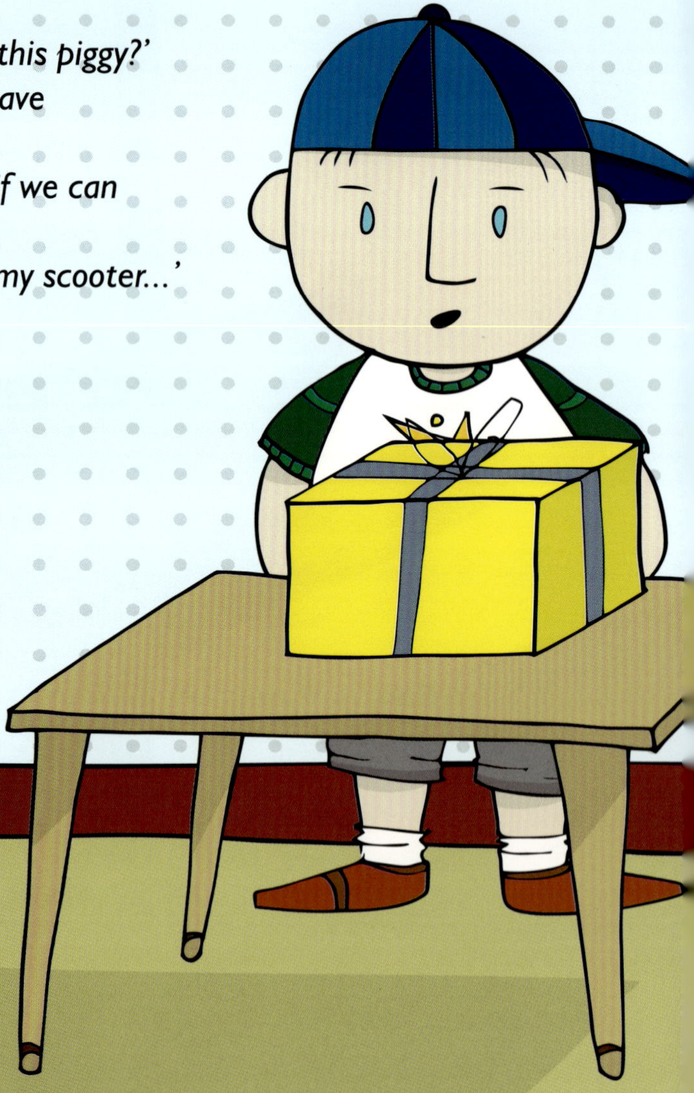

No outro dia, quando o pai de Pedrinho chegou do trabalho, trouxe com ele algo embrulhado, como se fosse um presente.

— Olha o que eu trouxe para você, Pedrinho! — disse o papai.

— Muito pequeno para ser um patinete!
— pensou Pedrinho. — O que será?!

Pedro desembrulhou bem rápido o presente.
Estava muito curioso para saber o que era.

— Um porquinho? O que vou fazer com esse porquinho?

— Comprei esse porquinho para que, toda vez que você receber um dinheirinho, coloque uma parte dele nesse cofrinho, até que ele fique bem cheio. E depois de um tempo vamos ver se conseguimos alcançar seu sonho de comprar um patinete.

— Sei não, papai... Eu pensava que você ia trazer o meu patinete...

— A vida é feita de escolhas, Pedrinho!
Você verá que muitas vezes vão aparecer coisas que você deseja, mas que não precisa comprar no momento.
Você sonha, planeja, coloca seu plano em ação e vai conseguir chegar lá.

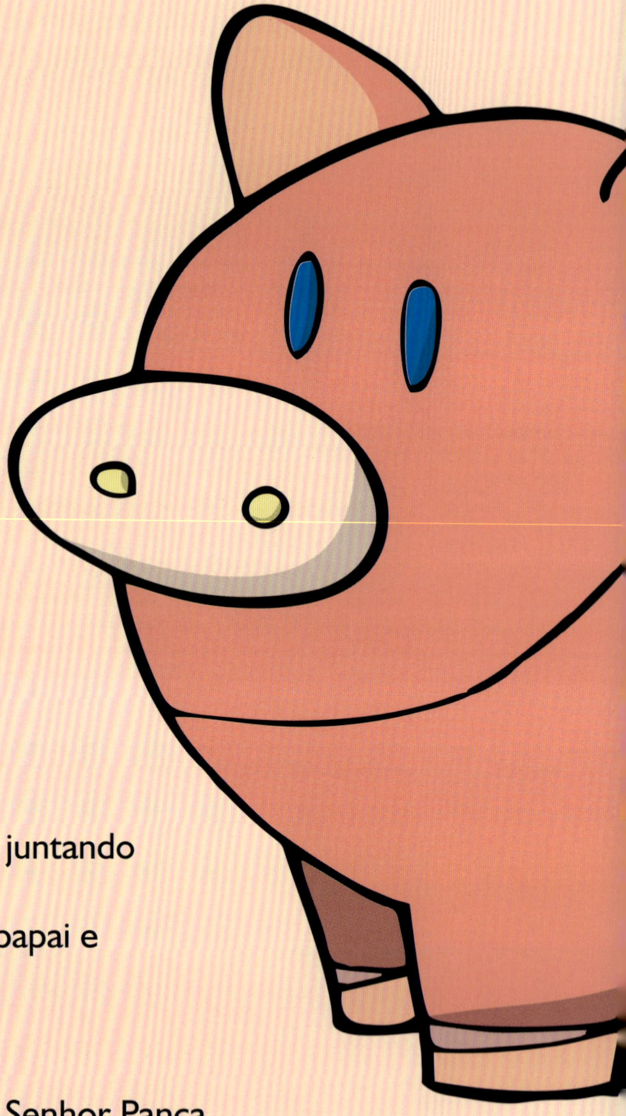

Vou te dar R$ 5,00 toda semana, então comece juntando suas moedinhas e faça sua poupança!
Pedrinho ficou mais animado com o desafio do papai e decidiu começar um novo plano.
— Que nome colocamos em seu porquinho?
— Perguntou seu pai.
— Que tal Senhor Pança? — disse Pedrinho. — Senhor Pança, porque lembra poupança.
— Gostei! Então vamos lá encher o Senhor Pança!!!

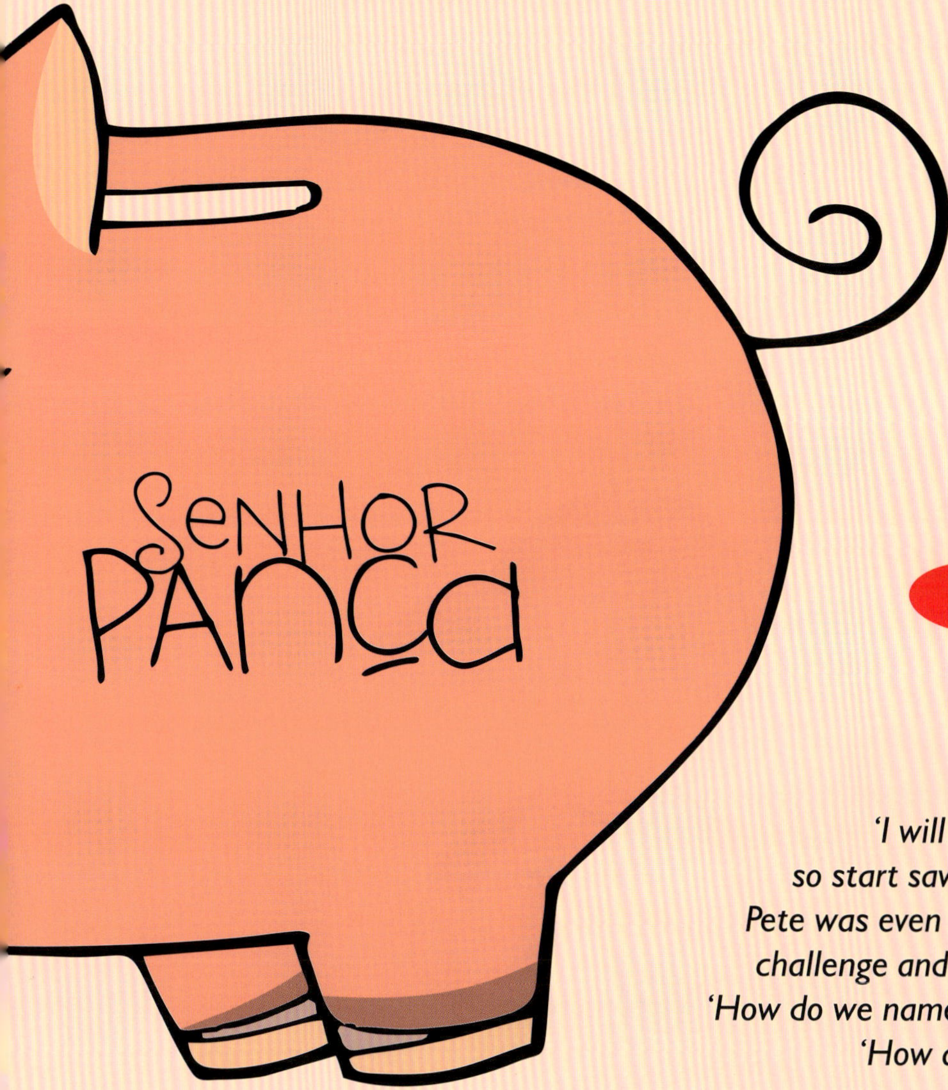

'I will give you 5 dollars each week,
so start saving coins on your piggy bank.'
Pete was even more excited about his Dad's
challenge and decided to make a new plan!
'How do we name the piggy bank?' asked Dad.
'How about Mr. Potbelly?' said Pete.
'This Piggy has a big belly.'
'Great! So let's get Mr. Potbelly something to eat!!!'

A semana estava se iniciando. Papai deu R$ 5,00 a Pedrinho e ele saiu para a escola. Chegando lá, na hora do lanche, Pedrinho estava com muita fome, mas refreou sua vontade e lembrou das palavras do seu pai, do Senhor Pança, e comeu apenas a maçã e a banana que sua mamãe já tinha separado com carinho na lancheira. Voltando da escola, colocou seu dinheiro no porquinho, sentindo-se vitorioso por não ter comprado o que não precisava.

It was Monday, and Daddy gave Pete his 5 bucks and off he went to school.
At snack time, Pete was very hungry, but as he remembered Daddy's wise words and Mr. Potbelly, he restrained his desire to buy some snacks. Then Pete ate only the banana and the apple Mommy had sent on his lunch box.
At home, back from school, he put his 5 bucks on Mr. Potbelly and felt very proud for not buying something he did not need.

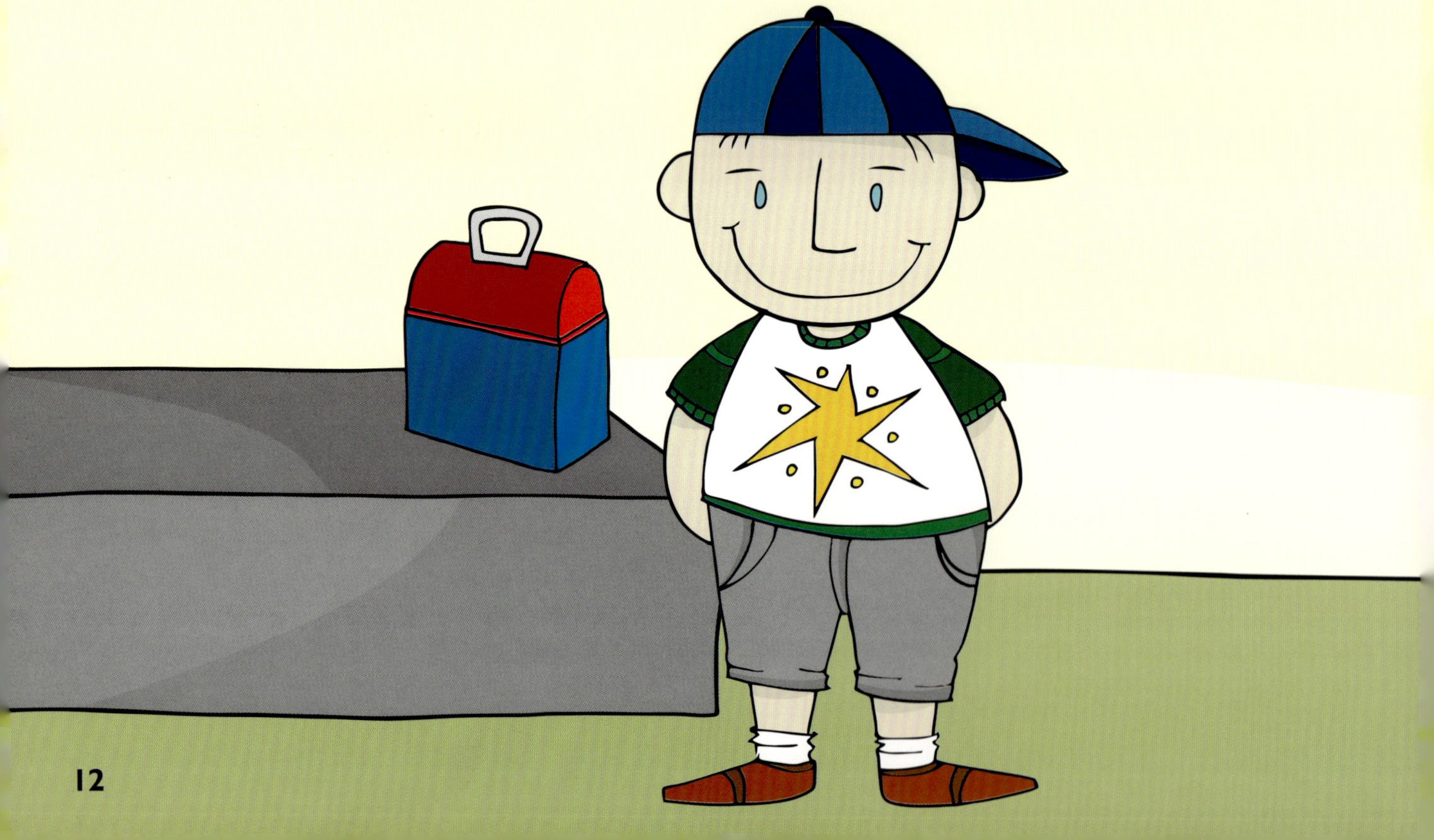

No outro dia, foi ao shopping com sua mãe e viu um boné maneiro do seu super-herói favorito. Ele tinha um trocado no bolso e pensou:
— Será que preciso mesmo de outro boné? Já tenho quatro no meu guarda-roupa e só tenho uma cabeça! Vou colocar uma parte desse trocado que mamãe me deu no Senhor Pança.

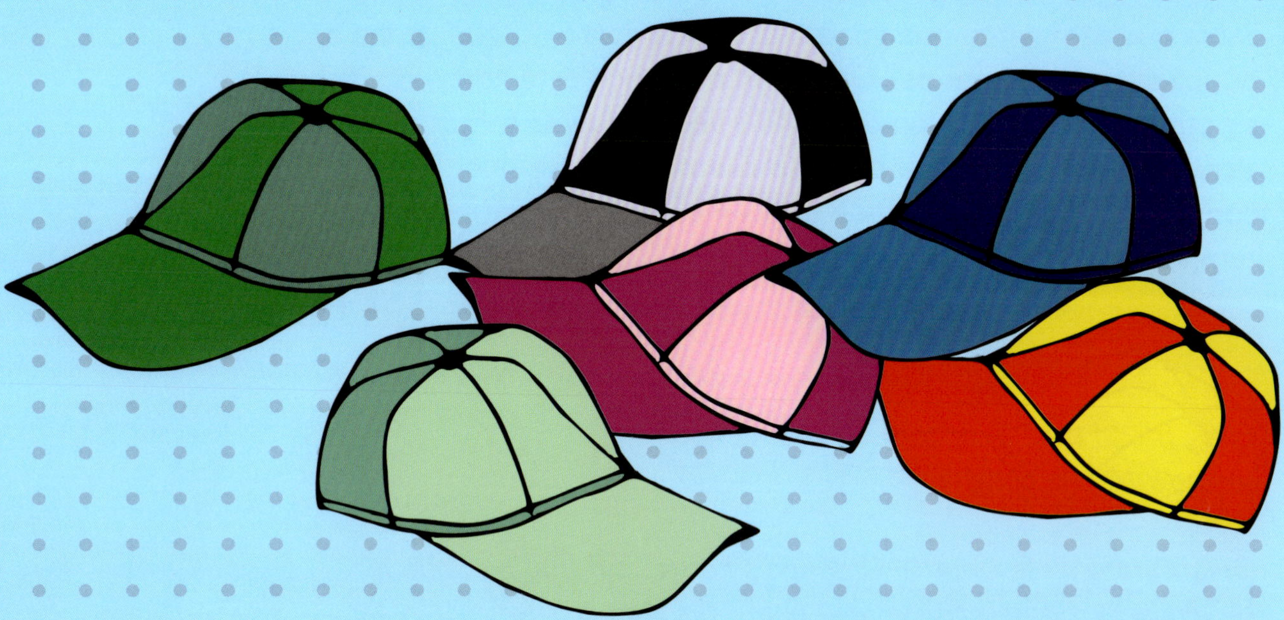

On the next day, Pete and Mom went to the mall, and he saw a very cool super hero cap. He had some money on his pocket, but he stopped for a moment and thought:
'Do I really need another cap? I already have four of them, and only one head!
I will save the money Mom gave me in Mr. Potbelly.'

Para todos os coleguinhas que chegavam à sua casa, Pedrinho mostrava o Senhor Pança!

No sábado, Pedrinho foi à casa do seu avô e falou do seu novo amigo, o Senhor Pança, e do seu plano de juntar um dinheirinho para comprar seu patinete.

— Que legal, Pedrinho! Muito bem! — disse vovô.

Sabia que tem gente que guarda uma boa parte do que ganha e poupa sempre que pode? Que bom que você está aprendendo a poupar. Continue se empenhando com todas as forças para alcançar seus objetivos. Não é do dia para a noite que conseguimos o resultado que queremos, você precisa de tempo e paciência.

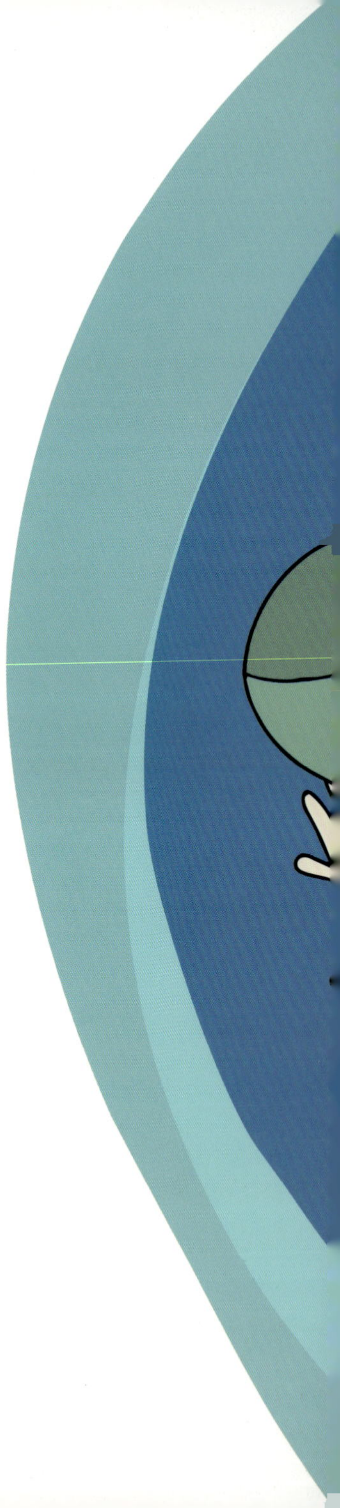

Every friend that went to Pete's home had to know Mr. Potbelly.

On Saturday, Pete went to Grandpa's house and told him about Mr. Potbelly, his new friend, and about his plan to save money for the scooter.

'Awesome, Pete! Very, very good' said Grandpa.

'Did you know there are people that save a great part of their earnings? It is so good that you're learning how to save money. Keep striving with all you have to achieve your goals. We do not achieve our goals overnight; you need time and patience.'

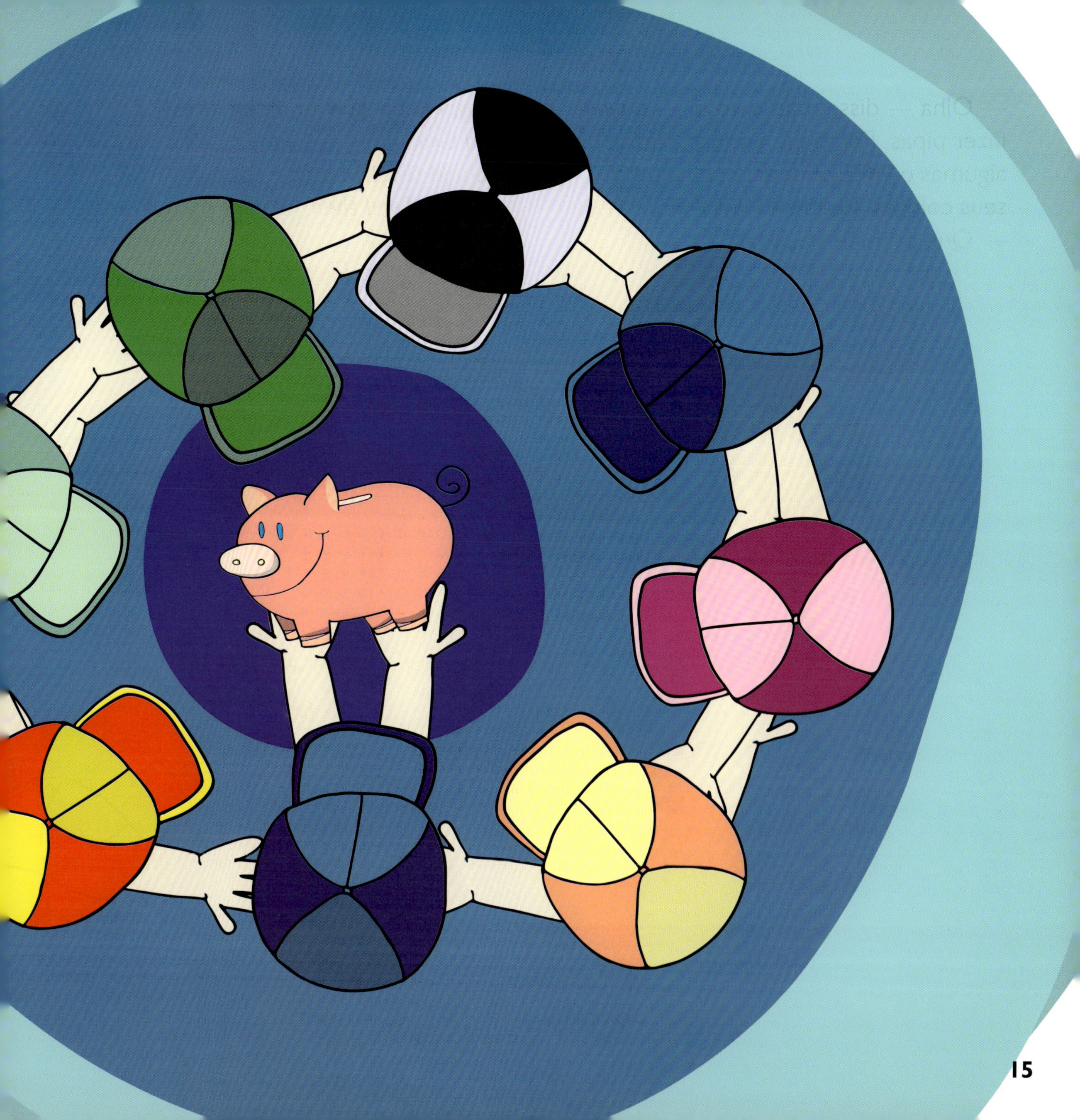

— Olha — disse mais o vovô — eu sei fazer pipas. Posso lhe ensinar a fazer algumas e você poderia vender para seus colegas. O que você acha?
— Que ótima ideia, vovô!

'Hey, I know how to make kites!' said Grandpa.
'I could teach you how to make kites and you could sell them to your friends, what do you think?'
'What a great idea, Grandpa!'

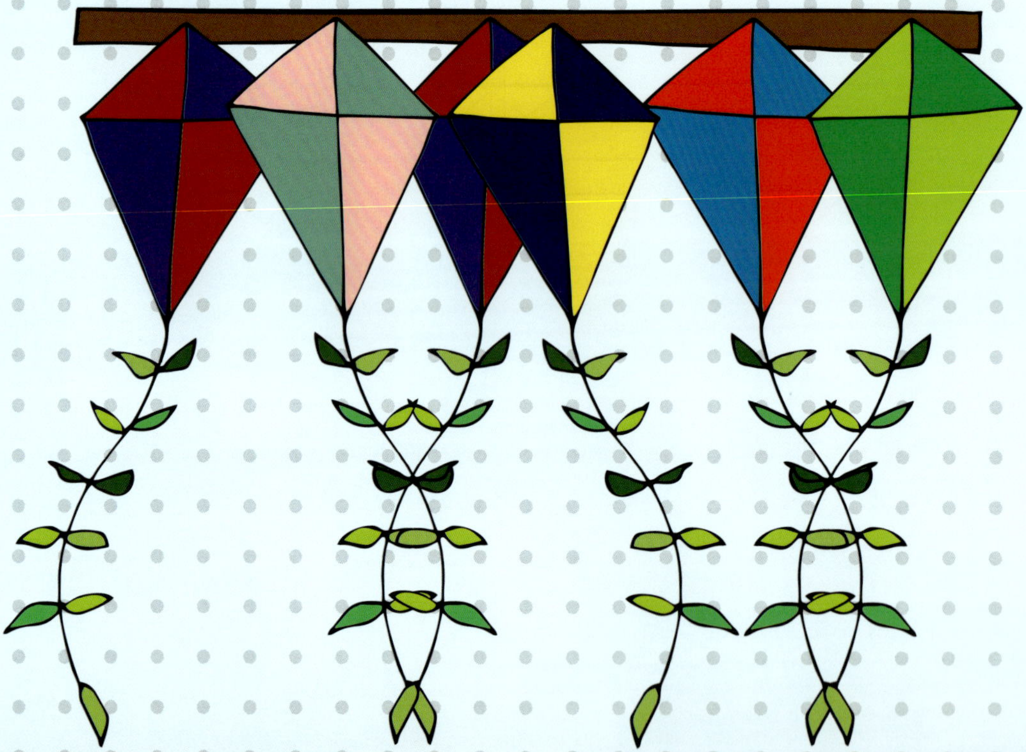

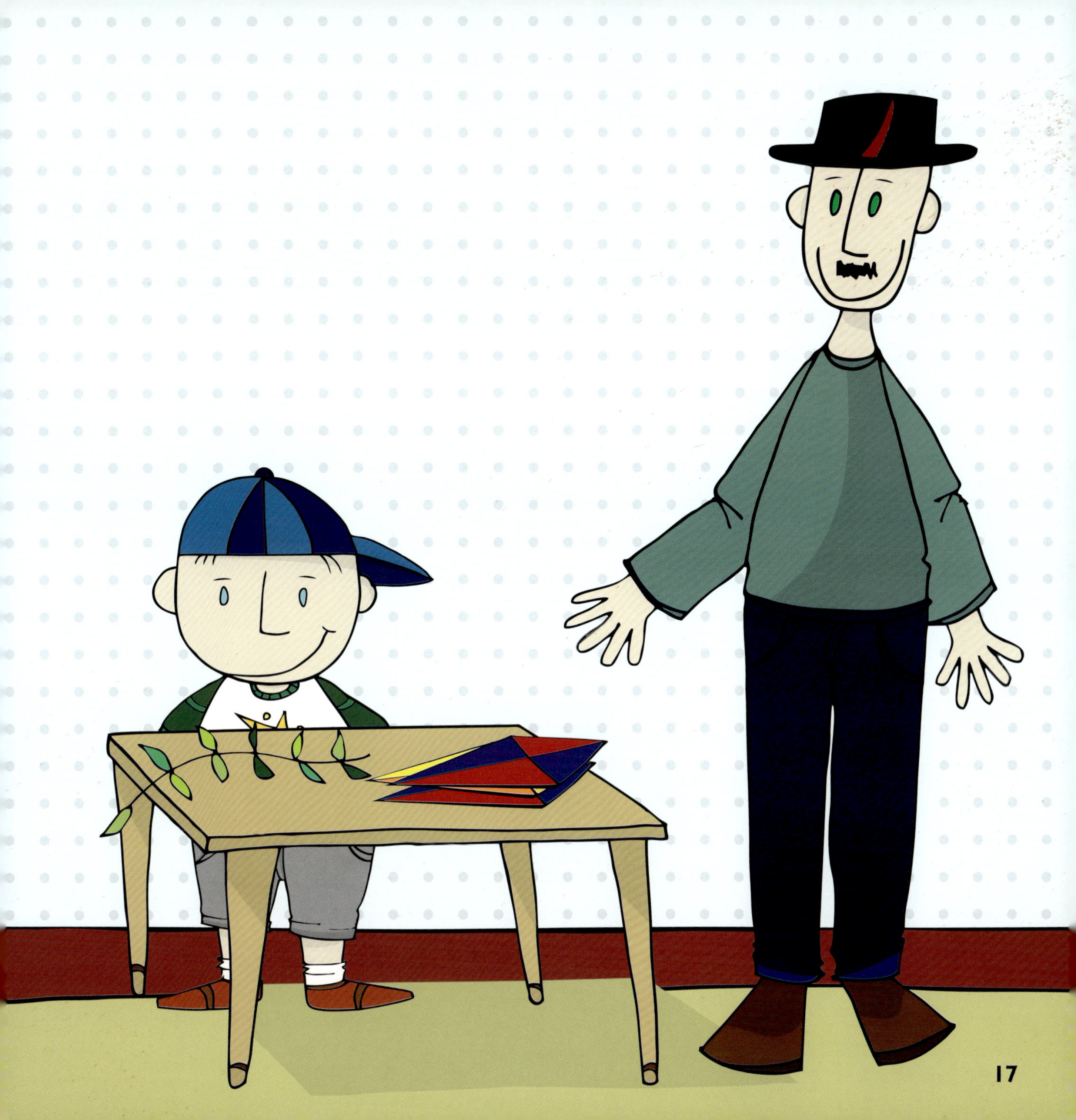

Pedrinho passou algumas tardes com o vovô e aprendeu direitinho como fazer. Fez quinze pipas de várias cores e levou para a escola, onde vendeu para os seus colegas. Foram um sucesso as pipas e as vendas! Pedrinho ficou muito feliz e colocou o dinheiro das vendas no Senhor Pança.

Passados alguns meses, o cofrinho já estava
ficando sem espaço para mais dinheirinho.
O pai precisou comprar uma porquinha dessa vez,
para fazer companhia ao Senhor Pança.
Pedrinho chamou sua irmã para ajudá-lo a escolher um nome
para o novo membro da familia. Sua irmã foi rápida e decidida:
- Ela deve se chamar Dona Poupa.

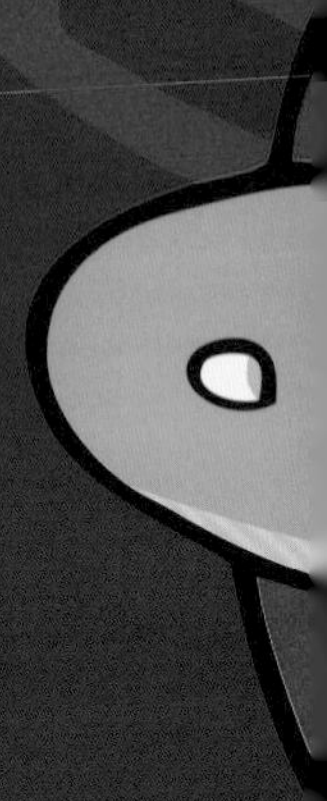

Pete spent some afternoons with Grandpa
learning how to make kites.
He handmade five colorful kites and took them to school,
where he sold all of them to his classmates.
The kites and the sales were a total success!
Pete was very happy and proud, and saved all the
money on Mr. Potbelly.
After some months, Mr. Potbelly was already full!
Daddy had to buy another piggy bank, but this
time he bought a girl piggy bank!
Pete called his sister to help him name the new
family member. His sister was fast and certain!
'We shall name her Mrs. Penny Piggy'.

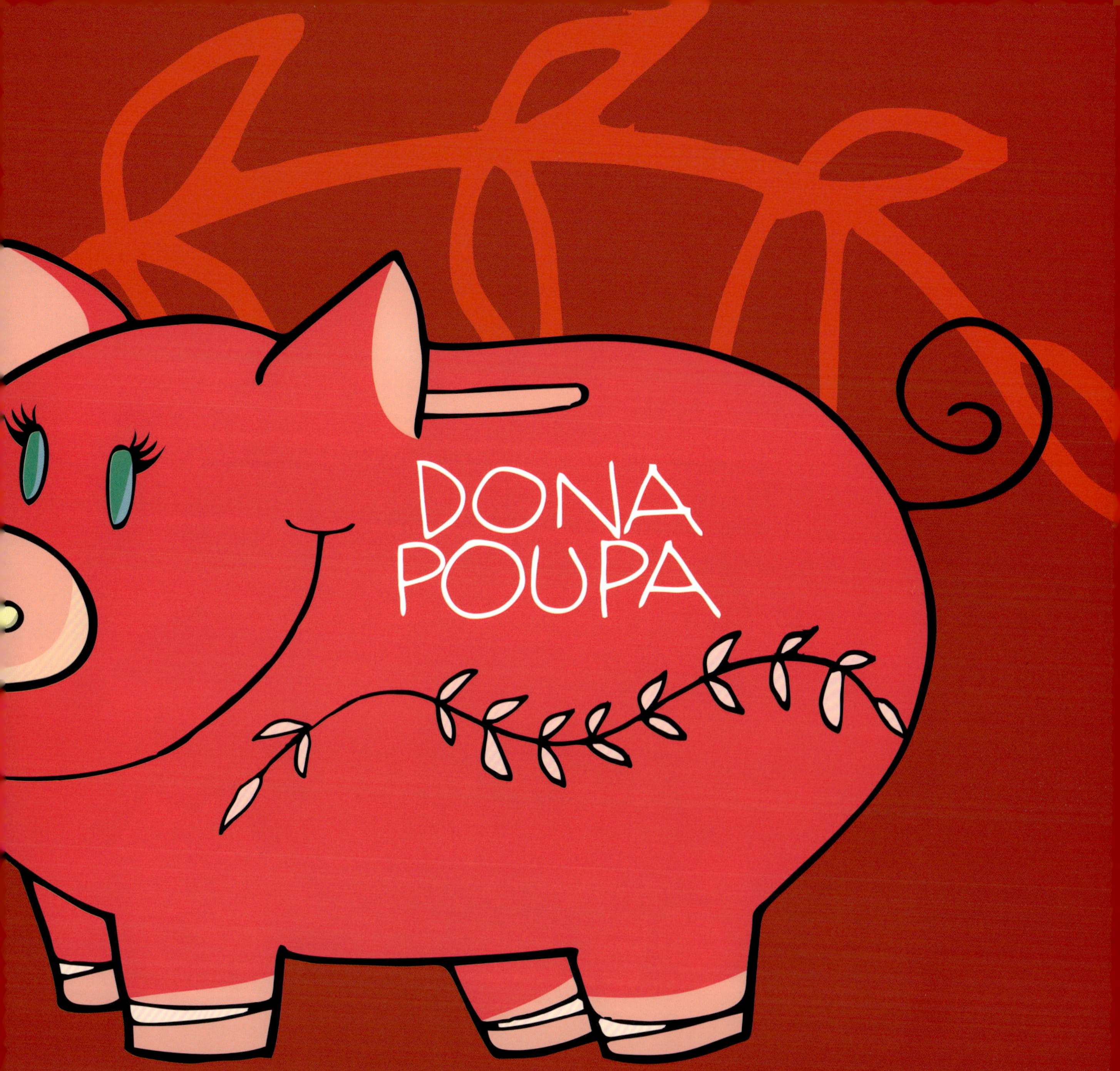
DONA
POUPA

Alguns meses se passaram e, antes que chegasse seu aniversário, seus pais e avós estavam reunidos num domingo à tarde. Pedro decidiu contar quanto tinha poupado! Ele então pediu licença à Dona Poupa e ao Senhor Pança para contar o total de dinheiro que havia guardado. Para surpresa de todos, tinha muito mais nos cofrinhos do que precisava.

— Nossa, Pedrinho! O que você juntou daria para comprar quase três patinetes! — disse mamãe.

Pedrinho ficou tão feliz, porque ele poderia comprar um patinete para ele e outro para sua querida irmãzinha.

Months passed by and some days before his birthday, his family was gathered at Grandpa's house on a Sunday afternoon. Pete decided to count how much they had saved. He requested Mrs. Penny Piggy and Mr. Potbelly approval to empty them and count all the money. Everybody was surprised as they saw they had saved more than needed!

'Wow Pete! The amount you saved is almost enough to buy three scooters!' said Mom.

Pete was so glad because he would be able to buy a scooter for him and another one for his sister.

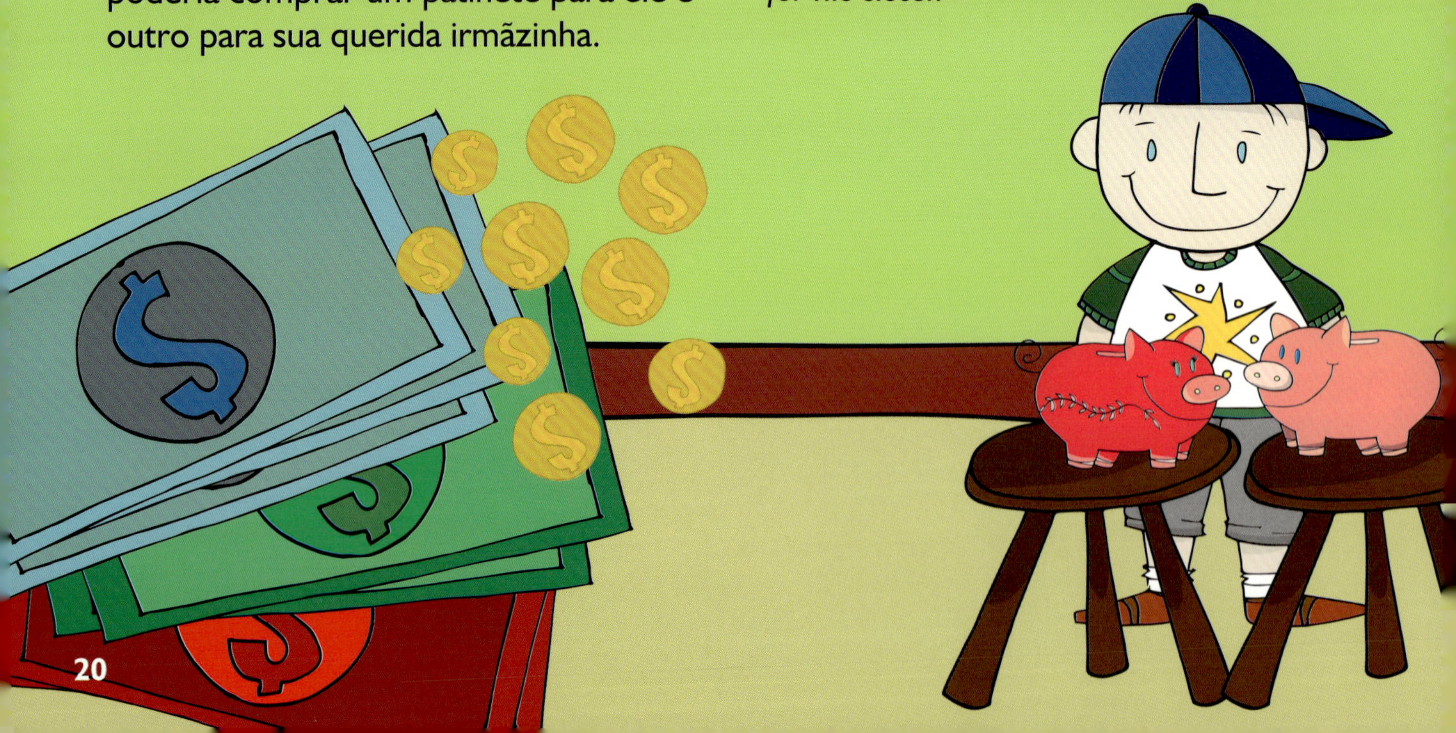

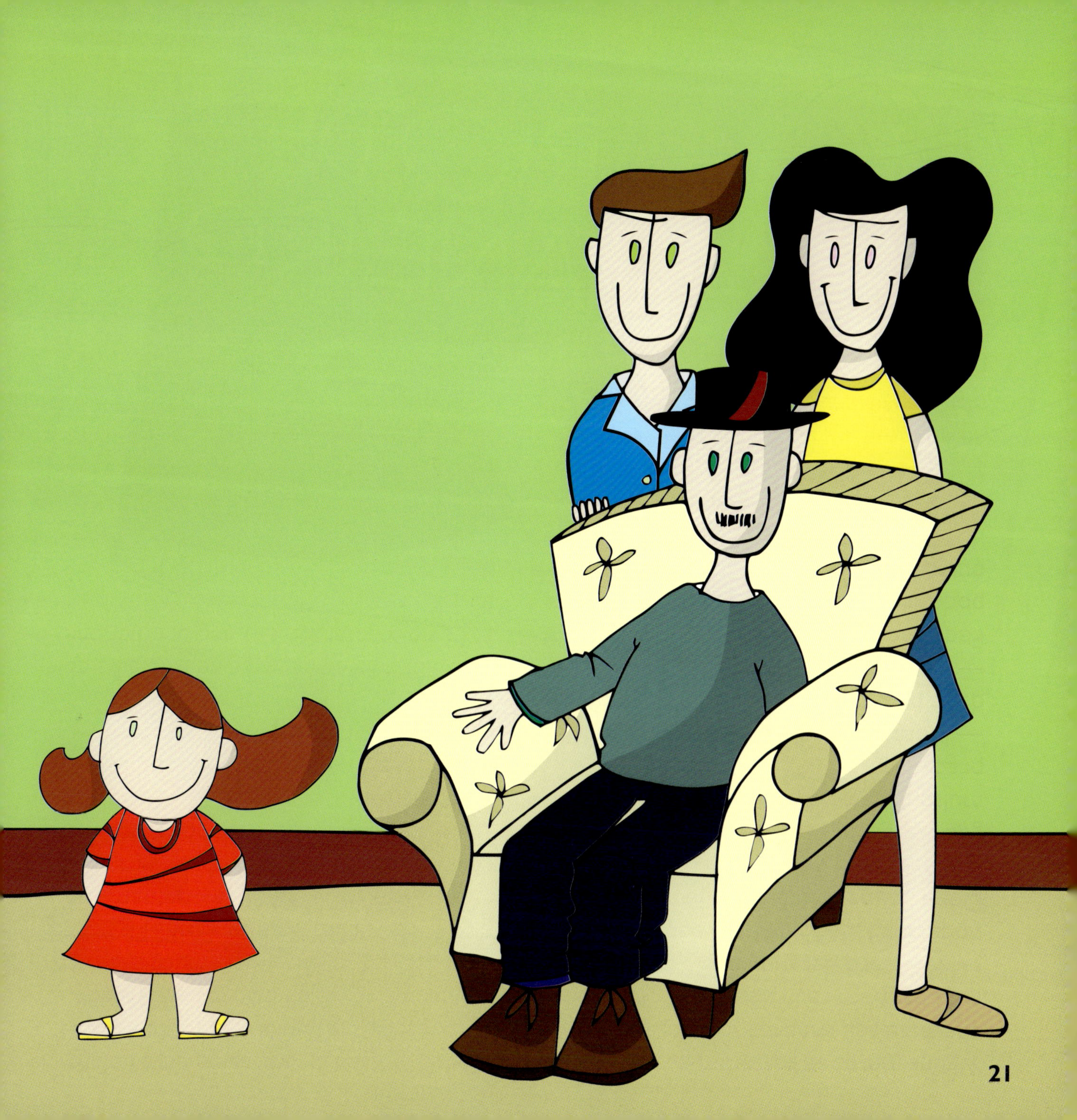

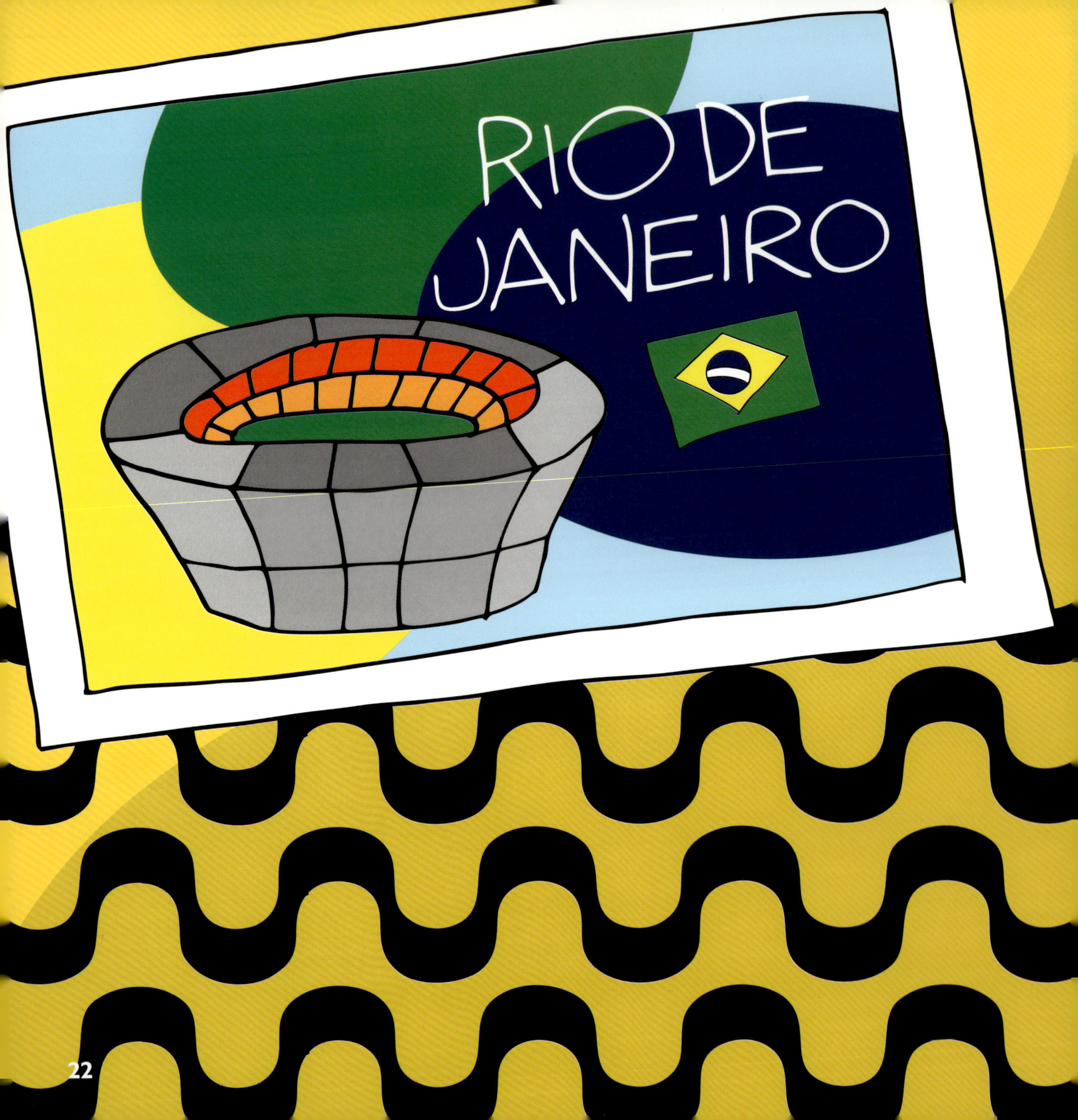
RIO DE
JANEIRO

— Obrigado, papai, por me fazer entender que devemos tratar o dinheiro com sabedoria e que devemos sempre sonhar! Dona Poupa e Senhor Pança foram o melhor presente que ganhei! Nunca mais vou deixá-los! Estarão sempre comigo!!!

— Obrigado, vovô, por me ajudar também! Não gastarei tudo! Vou comprar os patinetes e o resto vou guardar para o meu próximo objetivo: nossa viagem ao Rio de Janeiro!

'Thanks, Dad, for making me understand that we must treat money wisely, and always dream! Mrs. Penny Piggy and Mr. Potbelly were the best presents I ever won! I will never leave them alone! They will always be with me!'

'Thanks, Grandpa, for helping me too! I will not expend it all! I will buy the scooters and I'll save the remaining money for my next goal: our trip to Rio de Janeiro!'

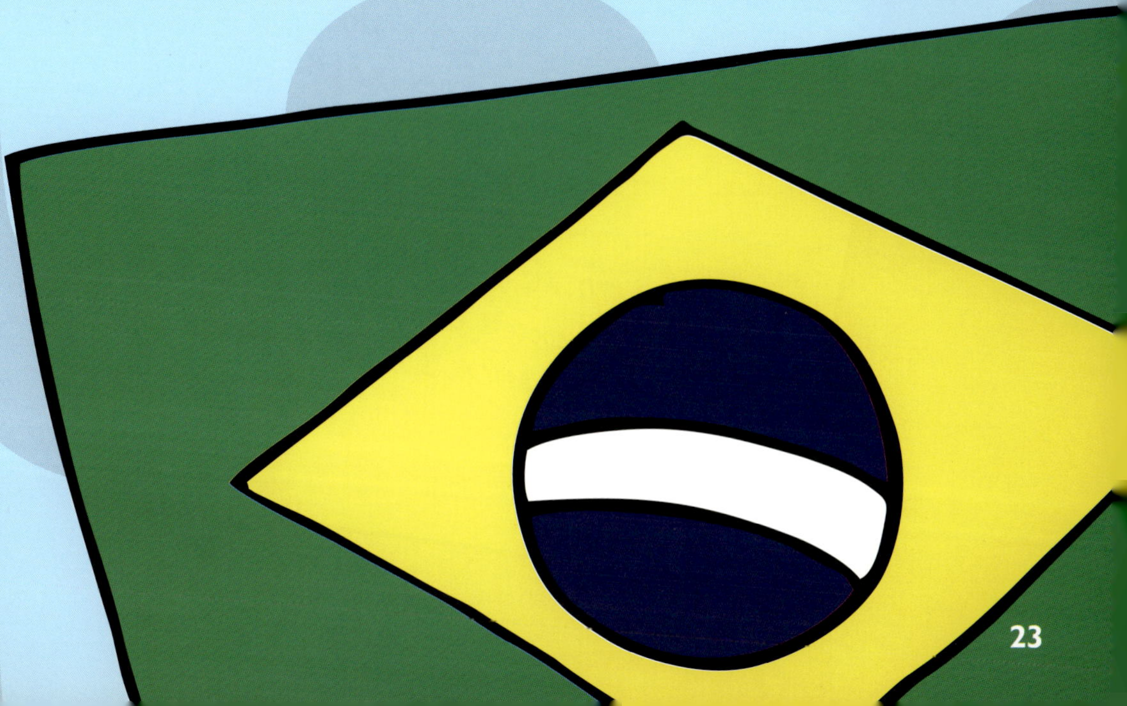

Vamos botar na ponta do lápis:

50 semanas x R$ 5,00 = R$ 250,00
Venda das pipas = R$ 150,00
TOTAL POUPADO = R$ 400,00
Dois patinetes custaram R$ 150,00 X 2 = R$ 300,00
BALANÇO FINAL: R$ 400,00 – R$ 300,00 = R$ 100,00

Let's do some math:

50 weeks x $5.00 = $ 250.00
Kite sales = $ 150.00
TOTAL AMOUNT SAVED = $ 400.00
Two scooters cost $150.00 X 2 = $ 300.00
FINAL BALANCE: $ 400.00 - $300.00 = $ 100.00

Uma história de Juliana Barrios

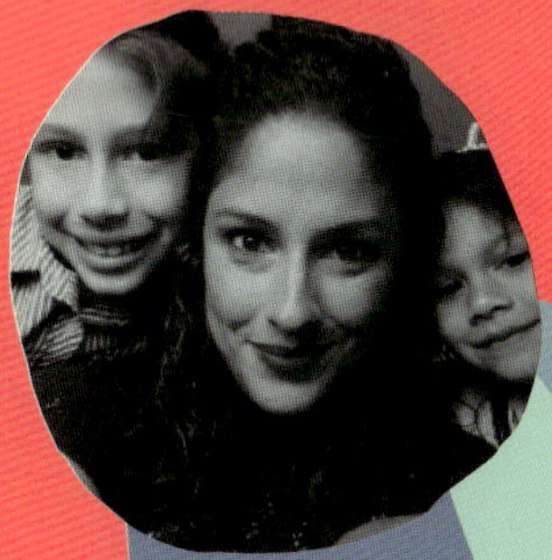

Pernambucana de nascimento e coração, vive em Lauro de Freitas há mais de sete anos com seu marido Luis e seus filhos Pedro e Giovanna, de oito e três anos. Formada há 13 anos em Ciências Contábeis e especialista em Finanças e Controladoria, amante da literatura infantil, mantém o Instagram @amorelivro, onde estimula nas crianças o prazer pela leitura. Ama tirar fotos, tocar violoncelo e ensinar a seus filhos teoria musical e princípios bíblicos.

Ilustrações & design Oscar Reinstein

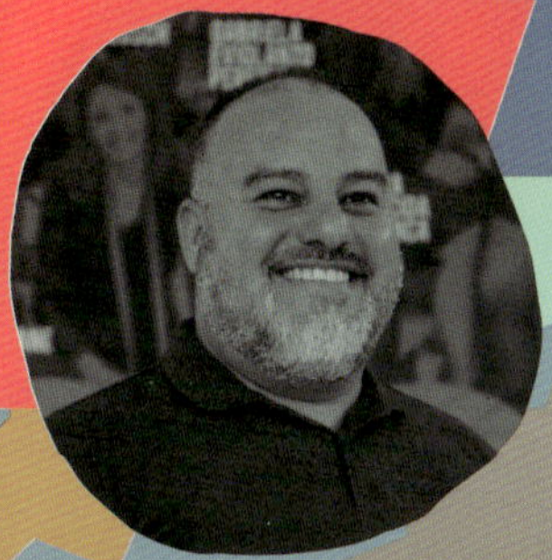

Nasci em Santa Rosa de Viterbo, interior de São Paulo, filho de pais peruanos. Tenho 44 anos e moro em Curitiba desde os 9 meses de idade. Da viagem partindo de minha cidade natal até a capital paranaense, penso que vi e ouvi muitas coisas que me marcaram significativamente. Suponho isso, pois vivo de imagens e sons que não tenho certeza de onde vieram, talvez por conta da cultura e origens que herdei de meus pais.

Sei o quanto é importante criar, respeitando os almejos e estilo de cada um dos parceiros com quem criei, no entanto, sempre procurei inserir minha personalidade em cada trabalho. Essa é a minha garantia de viver sem que existam páginas em branco em meus blocos de notas.

Designer gráfico, designer de moda e ilustrador. Tenho uma matéria-portfólio na Revista Gráfica Arte Internacional #61.

VOCÊ JÁ TEM O SEU PORQUINHO?

Entrou no desafio do Senhor Pança?
Mande uma foto para o Instagram
@senhorpancaeopatinete
e nos conte seu objetivo!

DESAFIO DO SENHOR PANÇA

SEMANAS	VALOR DEPOSITADO	SALDO DA CONTA
1	R$ 10	10
2	R$ 10	20
3	R$ 10	30
4	R$ 10	40
5	R$ 10	50
6	R$ 10	60
7	R$ 10	70
8	R$ 10	80
9	R$ 10	90
10	R$ 10	100
11	R$ 10	110
12	R$ 10	120
13	R$ 10	130
14	R$ 10	140
15	R$ 10	150
16	R$ 10	160
17	R$ 10	170
18	R$ 10	180
19	R$ 10	190
20	R$ 10	200
21	R$ 10	210
22	R$ 10	220
23	R$ 10	230
24	R$ 10	240
25	R$ 10	250
26	R$ 10	260

SEMANAS	VALOR DEPOSITADO	SALDO DA CONTA
27	R$ 10	270
28	R$ 10	280
29	R$ 10	290
30	R$ 10	300
31	R$ 10	310
32	R$ 10	320
33	R$ 10	330
34	R$ 10	340
35	R$ 10	350
36	R$ 10	360
37	R$ 10	370
38	R$ 10	380
39	R$ 10	390
40	R$ 10	400
41	R$ 10	410
42	R$ 10	420
43	R$ 10	430
44	R$ 10	440
45	R$ 10	450
46	R$ 10	460
47	R$ 10	470
48	R$ 10	480
49	R$ 10	490
50	R$ 10	500
51	R$ 10	510
52	R$ 10	520

Rua Clóvis Bevilaqua, 352 Cabral
CEP 80035-080 Curitiba-PR
(41) 3254-1616 e (41) 3538-8001
editorainverso@editorainverso.com.br
www.editorainverso.com.br
Facebook.com/editorainverso
Instagram @editorainverso

COORDENAÇÃO EDITORIAL
Cristina Jones
Editora InVerso

REVISÃO
Carlos L. W. Jorge

TRADUÇÃO
Pedro Yuri Nascimento Andrade

ADAPTAÇÃO DE PROJETO GRÁFICO E ARTE-FINAL
Adriane Baldini

DADOS INTERNACIONAIS DE CATALOGAÇÃO NA PUBLICAÇÃO (CIP)
Mona Youssef Hammoud – CRB/ 9ª - 1393

B275s

BARRIOS, Juliana D'Ávila. Senhor Pança e o Patinete
REINSTEIN, Oscar (ill.) 1. ed. Curitiba: InVerso, 2018.
24p. 20 x 20cm

ISBN: 978-85-5540-114-5

1. Literatura infantil. 2. Economia doméstica. 3. Economia infantil
I.Título

CDD.640.2